Harald-Robert Bruch

Patienteninformation in Massenmedien wie dem Internet bei hormonabhängigen und hormonunabhängigen Krebsarten

SCIENTIA NOVA
Das interdisziplinäre Wissenschaftsmagazin
Sonderdruck 2/2015

Institut für Akademische Zusammenarbeit
Institute for Academic Cooperation

Marosi Verlag

Bibliographische Information der Deutschen Nationalbibliothek
Die Deutsche Nationalbibliothek verzeichnet diese Publikation in der Deutschen Nationalbibliographie. Detaillierte bibliographische Daten sind im Internet über http://dnb.d-nb.de abrufbar.

Prof. Dr. med. Harald-Robert Bruch, M.Sc., Ph.D.
Onkologie Rheinland, Praxiskooperation Bonn-Euskirchen-Rheinbach
für Blut- und Krebserkrankungen
Europaring 42, D-53123 Bonn
bonner-onkologen@t-online.de
www.onkologie-rheinland.de

Dr. phil. Silvia Marosi, Ludwigshafen am Rhein
marosiverlag@gmx.de &
Institut für Akademische Zusammenarbeit
Institute for Academic Cooperation
Tonhallenstraße 19, D-47051 Duisburg

Druck: Books on Demand GmbH, Norderstedt
Printed in Germany 2015

ISBN 978-3-945636-04-6
ISSN 1861-4043

Herausgeber	Institut für Akademische Zusammenarbeit Institute for Academic Cooperation Tonhallenstraße 19, D-47051 Duisburg Telefon +49 203 9413091 Telefax +49 203 9413092
Redaktionsleitung	Rechtsanwalt Dr. iur. JUDr. Klaus U. Groth (V.i.S.d.P.) Dr. oec. Rainer Schreiber (V.i.S.d.P.)
Ausführende Redakteurin/Verlag	Dr. phil. Silvia Marosi, Marosi Verlag, Ludwigshafen

INHALT

Patienteninformation in Massenmedien wie dem Internet bei hormonabhängigen und hormonunabhängigen Krebsarten

JELClass: L86

Stichworte: Patienteninformation; Krebs; Hormone; Massenmedien; Internet
Key words: Patient information; Cancer; Hormones; Mass media; Internet

Zusammenfassung

Die Mediennutzung in Form von Patienteninformation aus dem Internet ergänzt zunehmend bei hormonabhängigen Krebsformen wie Brust- und Prostatakrebs, aber auch bei hormonunabhängigen Krebsformen wie Darm- und Lungenkrebs die Arzt-gestützte Patienteninformation für die Patienten und deren Angehörige. Allerdings ist ein stärkeres Bedürfnis hiernach bei den hormonabhängigen als bei den hormonunabhängigen Krebsarten zu erkennen. Die hormonabhängigen Tumorpatienten sind mehrheitlich interessierter an einem zusätzlichen kommunikativen Austausch mit Betroffenen im Sinne einer Ergänzungs-Kompetenz für ihre eigene Krankheit als Ergänzung der beruflich-motivierten Angebote der Leistungserbringer aus Medizin und Pflege.

Summary

The physician-based patient information is increasingly being supplemented by the use of media in the form of patient information from the Internet in patients with hormone-dependent cancers, such as breast and prostate cancer, but also for patients suffering from hormone-independent cancers, such as colon and lung cancer, and their relatives. However, a greater need of patient information by Internet-based formats can be seen in the hormone-dependent as in hormone-independent cancers. The hormone-dependent tumor patients are still interested in a communicative exchange with affected patients of their cancer types in terms of a supplementary competence for their own illness to complete the professionally-motivated offers of the services in medicine and nursing.

EINLEITUNG

In der Onkologie dient die Patienteninformation zur Information für von einer Krebskrankheit betroffene medizinische Laien und deren Angehörige. Diese soll beiden Gruppen helfen, die Krebskrankheit bezüglich ihrer Symptome, der Untersuchungs- und Behandlungsmöglichkeiten einschließlich medizinischer und nicht-medizinischer Leistungserbringer zu verstehen, einzuordnen und auszuwählen oder abzulehnen. Über Nutzen, Risiken und unerwünschte Wirkungen, aber auch vor nutzlosen, überflüssigen und schädlichen Maßnahmen sollen die Patienteninformationen informieren bzw. warnen.

Da Krebskrankheiten in der industrialisierten Welt ein Massenphänomen darstellen, findet die Information hierüber in diversen Publikationsmedien statt. Neben Printmedien wie Zeitungen, Zeitschriften, Büchern, Infobroschüren, Mailings, Plakaten werden zunehmend digitale Formate in Medien wie Internet, E-Mailings, Fernsehen, Rundfunk und Telefon angeboten und genutzt.

Ziel der Arbeit ist, die Verwendung dieser Massenmedien, insbesondere der angebotenen Internet-Formate durch Betroffene und Angehörige am Beispiel der hormonabhängigen Krebsarten Brust- und Prostatakrebs bzw. der hormonunabhängigen Krebsarten Darm- und Lungenkrebs in einer onkologischen Praxiskooperation mit 3 Standorten im Großraum Köln/Bonn (Bonn, Euskirchen, Rheinbach) in den Kontext des vorhandenen Angebotes zu setzen.

Material und Methoden

Im Zeitraum 1.11.2013-30.11.2013 wurden die den Patienten mit den vier Diagnosen Darm-, Lungen-, Brust- und Prostatakrebs und deren Angehörigen zur Verfügung stehenden Patienteninformationen in Massenmedien aus der Kategorie Internet (Angebot) untersucht. Weiterhin wurde die Verwendung von Patienteninformationen aus Massenmedien, speziell der Internet-Formate, durch betroffene Patienten und deren Angehörige analysiert (Nachfrage).

Dabei wurden zum einen die vorhandenen Internet-Formate systematisch für die 4 Diagnosen erfasst und zum anderen die aktiv infusional behandelten Patienten und mit Hilfe dieser ihre Angehörigen in einer schriftlichen Umfrage bezüglich der Nutzung der Internetformate befragt. In einer Patientenbefragung der Onkologischen Schwerpunktpraxis Bonn-Euskirchen-Rheinbach, die ca. 250.000 Menschen im Großraum Bonn/Köln onkologisch versorgt, wurden 107 an den genannten Diagnosen erkrankte und aktiv mit Chemo-/Immuntherapie behandelte Patienten über deren Mediennutzung , insbesondere zur Patienteninformation im Internet, bei den genannten 4 Diagnosen mittels standardisiertem Fragebogen befragt. Durch Befragung der Patienten wurde auch das Nutzungsverhalten der Angehörigen ermittelt.

Ergebnis

Internet-Angebot

Das Angebot von Patienteninformationen zu Darm-, Lungen-, Brust- und Prostatakrebs in Massenmedien wurde bezüglich der Kategorie Internet erfasst. Das Internet bietet heute eine breite Palette von Angeboten zur Information über Krebs, überwiegend über Homepages von

Leistungsanbietern (Ärzte, überwiegend kooperierend in Organkrebszentren wie Darm-, Lungen-, Brust- und Prostatazentren[1], Krankenhäuser[2], Pharmaindustrie[3]). Daneben gibt es Angebote der Selbsthilfegruppen[4], unabhängiger Beratungsdienste[5], von Beratungsportalen[6] und im Internet verfügbare Datenbanken mit Patienten-gerechten Informationen.[7] Fast alle Printmedien haben darüber hinaus einen Online-Auftritt oder stellen ihre Informationen als PDF-Dateien herunterladbar ins Netz. Neben digitalen Schriftmedien erfreuen sich Video-Portale wie YouTube (Archivabfrage Darmkrebs n=2.180, Lungenkrebs n=3.770, Brustkrebs n=7.210, Prostatakrebs n=1370) und andere[8] zunehmender Beliebtheit im Internet zur Patienteninformation bezüglich Krebs. Selbst modernste wissenschaftliche Informationen werden hier zeitnah, teilweise durch Laien und Betroffene, teilweise durch Fachexperten aus der Ärzteschaft, Patienten-gerecht aufbereitet dargeboten.

Auf die Notwendigkeit des eigenständigen Seriositäts-Checks durch gesunden Menschenverstand oder Nachfrage bei ärztlichen Fachleuten bei Internet-basierten Informationen wird allerdings auch im Internet zu Recht gerade auch vom Laien-Netzwerk Wikipedia[9] eindrücklich hingewiesen: „Beiträge können falsch sein und möglicherweise gesundheitsgefährdende Empfehlungen enthalten."

---

[1] idzb.de/; malteser-lungenzentrum.de/; marien-hospital.com/klinik/brustzentrum/das-team-brustzentrum/; malteser-krankenhaus-bonn.de/01.Patienten/01.02.Fachbereiche_Zentren/Urologie/Prostatazentrum.htm

[2] chi.charite.de/behandlung/krebserkrankungen/darmkrebs/; darmzentrum-bonn.de/Diagnose_Darmkrebs.htm

[3] darmkrebszentrale.de/serviceseite/hilfreiche-adressen-und-links. – Hrsg. Roche.

[4] ilco.de; dccv.de

[5] onkologie-aspekte.de

[6] krebsinformation.de

[7] Uptodate.com

[8] YouTube.com; onkologie-aspekte.de

[9] wikipedia.org/wiki/Wikipedia:Hinweis_Gesundheitsthemen

Soziale Medien wie „Facebook" (Darmkrebs: 10 Gruppen mit ca. 200 Mitgliedern, Lungenkrebs: 7 Gruppen mit ca. 300 Mitgliedern, Brustkrebs: mehr als 20 Gruppen mit mehr als 10.000 Mitgliedern, Prostatakrebs: 0 Gruppen) haben in Abhängigkeit vom Tumortyp vollständig divergierende Mitgliederzahlen. Während Gruppen, die sich mit nicht-hormonabhängigen Tumoren (Darm- und Lungenkrebs) beschäftigen, eine überschaubare Mitgliederzahl haben, ist in den Gruppen, die sich mit hormonabhängigen Tumoren wie Brustkrebs beschäftigen die Mitgliederzahl hoch. Nur die hormonabhängigen Prostatakrebs-Patienten bevorzugen die Kommunikation in geschlossenen Vereinigungen wie Selbsthilfegruppen, deren Termine dann aber teilweise über die sozialen Netze wie „Facebook" angekündigt werden.

Die Leistungsanbieter sind in beruflich orientierten sozialen Medien nur gering präsent (Archivabfragen für Stichwort „Darmkrebs": XING n=52, LinkedIn n=17, Twitter n=5; „Lungenkrebs": XING n=13, LinkedIn n=9, Twitter n=2; „Brustkrebs": XING n=171, LinkedIn n=48, Twitter n=9; „Prostatakrebs": XING n=18, LinkedIn n=13, Twitter n=3). Auffallend ist das 5-10fach höhere Angebot für Brustkrebs-Betroffene in Relation zu den nicht-hormonabhängigen Tumoren und die – dem privaten sozialen Netz „Facebook" bezüglich der Prostatakrebs-Patienten vergleichbare Zurückhaltung der Prostatakarzinom-Anbieter – in beruflichen sozialen Netzen.

Diskussionsforen wie sogenannte Chatrooms stellen demgegenüber eine häufige und für bereits von der Krankheit Krebs Betroffene durch Austausch mit anderen Betroffenen und Fachexperten[10] wichtige Möglichkeit des Erfahrungsaustausches in der Krisensituation dar. Neben direktem Austausch im Chatroom finden diese Fragen-Antwort-Gespräche auch via Telefon, im Fernsehen oder bei Telefonsprechstunden von Zeitungen statt und werden teilweise nachfolgend ins Internet in

[10] krebs-kompass.org; qualimedic.de/alle_sprechstunden.html; krebs-kompass.de/forumdisplay.php?f=21; brustkrebs-forum.com/; forum.prostatakrebs-bps.de/misc.php?do=showrules

Protokollform hochgeladen.[11] Auffallend ist das überwiegende Angebot von Chatrooms bei den hormonabhängigen Tumoren von Brust und Prostata durch Betroffene und deren Selbsthilfegruppen gegenüber den nur rudimentären Angeboten von Chatrooms bei den nicht hormonabhängigen Tumoren von Darm und Lunge.

Patientenbefragung – Nachfrage nach Information durch Patienten im Internet

82 der an hormonunabhängigem Darm- oder Lungenkrebs und 85 der an hormonabhängigem Brust- oder Prostatakrebs erkrankten und aktiv mit Chemo-/Immun-/Bisphosphonattherapie infusional behandelten Patienten, entsprechend 47% aller infusional behandelten Krebspatienten der Praxiskooperation Bonn-Euskirchen-Rheinbach, wurden über ihre Mediennutzung bei Darm-, Lungen-, Brust- und Prostatakrebs mittels eines standardisierten Fragebogens befragt. Dabei wurden diese Fragebögen bewusst mit nach Hause gegeben, um die Patienten und deren Angehörigen bezüglich ihrer Mediennutzung zu erfassen. 102 Patienten (61%) haben die Fragebögen ausgefüllt und zurückgegeben, davon 48 Patienten mit Darm- oder Lungenkrebs, 54 Patienten mit Brustkrebs (davon 3 Männer) oder Prostatakrebs. Insgesamt antworteten 56 Männer (im Mittel 65 Jahre, Spanne 45-78 Jahre) und 46 Frauen (63 Jahre, 57-84 Jahre respektive). 75% der Patienten befanden sich in kurzfristiger (bis 6 Monate, Spanne 1-6), 25% in langfristiger Behandlung (länger als 6 Monate, 6-62 Monate respektive). 82% hatten einen Ausbildungsberuf, 18% eine akademische Ausbildung abgeschlossen.

Bezüglich der Nutzung von verfügbaren Medien zur Information bei Krebs unterscheiden sich die Patienten der vier Krebsarten. Die hormonabhängigen Krebspatienten nutzen Internet häufiger (Brust 41, Prostata 19%) als die hormonunabhängigen Krebspatienten (Darm 10,

---

[11] bild.de/ratgeber/gesundheit/darmkrebs/live-sprechstunde-mit-krebs-experten-11566778.bild.html; extern1.mz-web.de/mz-mec/chatProtocol.do?action=show&topicId=246&1268385331132; ndr.de/fernsehen/sendungen/visite/chat/chatdarmkrebsvorsorge101.html

Lunge 14 %). Der Anteil der Angehörigen, die das Internet als Informationsmedium über Krebs ihrer betroffenen Familienmitglieder mit hormonabhängigen Tumore nutzen, ist mit 45% (Brust) bzw. 25% (Prostata) geringfügig höher als die der Patienten selbst. Ein ähnlicher Trend ist mit 15% (Darm) bzw. 20% (Lunge) bei den Angehörigen der Patienten mit nicht hormonabhängigen Tumorformen zu verzeichnen.

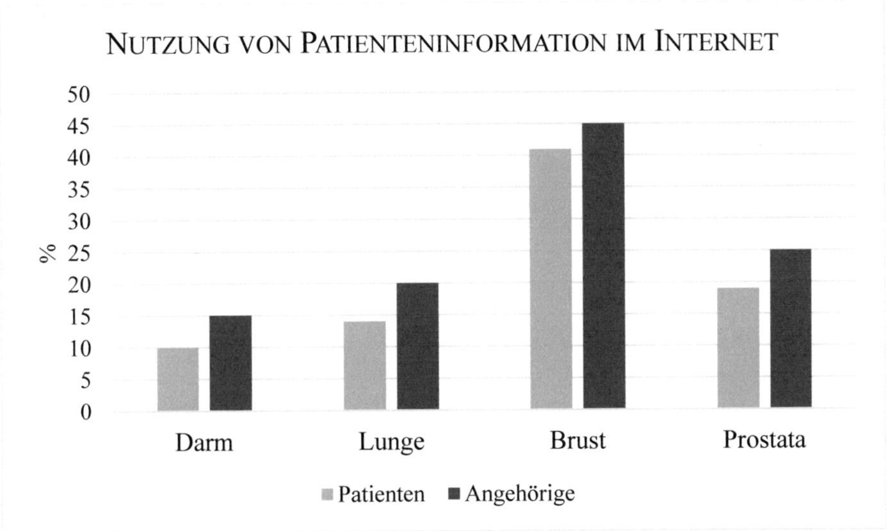

Grafik 1: Nutzung von Information zu Darm-, Lungen-, Brust- und Prostatakrebs im Internet durch Patienten und ihre Angehörigen

Bezüglich der genutzten Internet-Formate werden in der Befragung von Krebspatienten Homepages (Darm:Lunge:Brust:Prostata zu 75:80:55:60%) von neutralen Anbietern, Krankenkassen, Pharmafirmen und Beratungshotlines favorisiert. Allerdings besteht bei den hormonabhängigen Tumoren ein ausgeprägteres Kommunikationsbedürfnis im Internet in Diskussionsforen sogenannter Chatrooms (Darm:Lunge:Brust:Prostata 12:10:25:20). Weniger häufig werden soziale Netze durch Patienten mit hormonunabhängigen Tumoren (Darm/Lunge) als durch Brustkrebs-Patienten genutzt. Die Prostatakrebs-Patienten bewegten sich überwiegend in den geschlossenen Chatrooms ihrer Selbsthilfegruppen. Zunehmender Beliebtheit erfreuen sich

Patienteninformationsvideos auf YouTube (Darm:Lunge:Brust:Prostata 13:10:15:15%).

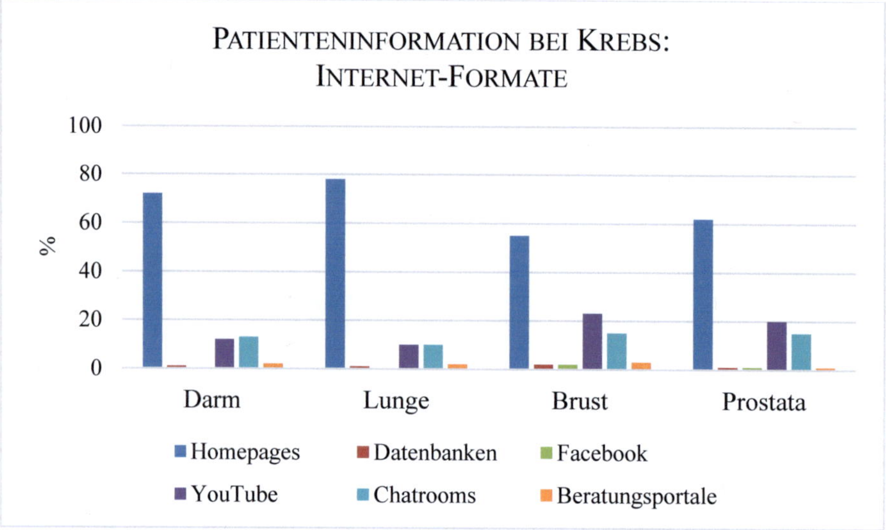

Grafik 2: Befragung zur Nutzung der Information von Internetformaten durch Patienten bei hormonabhängigen und nicht-hormonabhängigen Krebsarten

DISKUSSION

Das Angebot der Massenmedien zur Patienteninformation bei Krebs ist vielfältig und umfasst neben den noch immer favorisierten Printmedien wie Informationsbroschüren, Zeitungen und Zeitschriften auch die Online-Medienformate im Internet und – wenn auch seltener – die Online-Datenbanken der Printmedien.

Die in der vorstehenden Untersuchung befragten, an Krebs erkrankten und sich in einer aktiven Behandlung befindlichen Patienten sind im Mittel 64 Jahre alt und verhalten sich diesen neuen Entwicklungen gegenüber noch relativ zurückhaltend. Allerdings finden Homepages und Video-Filme im Internet sowie Diskussionsforen zunehmend unter den Krebspatienten ihre Nutzer. Demgegenüber nehmen Kinder- und Enkel-Generation dieser Krebspatienten die neuen Online-Möglichkeiten bereits stärker als die betroffenen Patienten dieser vier betrachteten Krebsarten selbst wahr und an.

Die Patienten mit hormonunabhängigen Tumorarten (Darm und Lunge) nutzen seltener internet-basierte Formate als die Patienten mit hormonabhängigen Tumortypen (Brust und Prostata). Weiterhin sind hormonabhängige Tumortypen, und dabei die Brustkrebspatienten mehr als die Prostatakrebspatienten, stärker an einem kommunikativen Austausch mit Betroffenen in Diskussionsforen in Form sogenannter Chatrooms als an vorgegebenen Informationen im Sinne einer Zusatz-Kompetenz bei der Behandlung ihrer Krankheit interessiert.

Die Nutzung der im Internet zur Verfügung gestellten Informationen durch Patienten und ihre Angehörigen ergänzt zunehmend bei hormonabhängigen Krebsformen wie Brust- und Prostatakrebs, aber auch bei hormonunabhängigen Krebsformen wie Darm- und Lungenkrebs die Arzt-gestützte Information der Patienten und ihrer Angehörigen.

Allerdings ist, wie erwartet, ein stärkeres Bedürfnis nach dieser Zusatz-Kompetenz bei den hormonabhängigen als bei den hormonunabhängigen Krebsarten zu erkennen. Die Patienten mit hormonabhängigen Tumoren sind darüber hinaus interessierter an einem kommunikativen Austausch mit Betroffenen als Ergänzung der Kompetenz zu den beruflich-motivierten Angeboten der Leistungserbringer aus Medizin und Pflege.

Als weitere bedeutsame Informationsquelle hat sich, allerdings unerwartet, das Videoportal YouTube in der vorstehenden Untersuchung gezeigt.

Literatur (Websites/PDF)

- bild.de/ratgeber/gesundheit/darmkrebs/live-sprechstunde-mit-krebs -experten-115 66778.bild.html
- brustkrebs-forum.com/
- chi.charite.de/behandlung/krebserkrankungen/darmkrebs/
- darmkrebszentrale.de/serviceseite/hilfreiche-adressen-und-links; Hrsg. Roche.
- darmzentrum-bonn.de/Diagnose_Darmkrebs.htm
- dccv.de
- extern1.mz-web.de/mz-mec/chatProtocol.do?action=show&topicId =246&12683 85331132
- forum.prostatakrebs-bps.de/misc.php?do=showrules
- idzb.de/
- ilco.de
- krebsinformation.de
- krebs-kompass.de/forumdisplay.php?f=21
- krebs-kompass.org qualimedic.de/alle_sprechstunden.html
- malteser-krankenhaus-bonn.de/01.Patienten/01.02.Fachbereiche_Z entren/Urologie/Prostatazentrum.htm
- malteser-lungenzentrum.de/
- marien-hospital.com/klinik/brustzentrum/das-team-brustzentrum/
- ndr.de/fernsehen/sendungen/visite/chat/chatdarmkrebsvorsorge101. html
- onkologie-aspekte.de
- Uptodate.com
- wikipedia.org/wiki/Wikipedia:Hinweis_Gesundheitsthemen
- Youtube.com

Patient Information in the Mass Media such as the Internet about Hormone-dependent and Hormone-independent Cancers

Key words: patient information; cancer; hormones; mass media; Internet

ZUSAMMENFASSUNG

Die Mediennutzung in Form von Patienteninformation aus dem Internet ergänzt zunehmend bei hormonabhängigen Krebsformen wie Brust- und Prostatakrebs, aber auch bei hormonunabhängigen Krebsformen wie Darm- und Lungenkrebs die ärztlichen Informationen für Patienten nebst deren Angehörigen. Allerdings ist ein stärkeres Bedürfnis hiernach bei den hormonabhängigen als bei den hormonunabhängigen Krebsarten zu erkennen. Die hormonabhängigen Tumorpatienten sind mehrheitlich interessierter an einem zusätzlichen kommunikativen Austausch mit Betroffenen im Sinne einer Ergänzungs-Kompetenz für ihre eigene Krankheit als Ergänzung der beruflich-motivierten Angebote der Leistungserbringer aus Medizin und Pflege.

SUMMARY

Patients and their relatives are increasingly supplementing physician-based patient information with information gained in the mass media in the form of the Internet. This applies not only to patients with hormone-dependent cancers such as breast and prostate cancer but also to patients suffering from hormone-independent cancers such as colon and lung cancer. However, the need for patient information via Internet-based formats is greater for the hormone-dependent cancer patients than for the hormone-independent cancer patients. The majority of hormone-dependent tumour patients are more interested in an additional communicative exchange with other affected patients with their cancer type so as to obtain supplementary information on their own illness to complement the professional information given by medical and nursing staff.

Introduction

In oncology, patient information serves to inform medical lay people suffering from cancer, and their relatives. The information is designed to help both groups understand and classify the cancer from the point of view of its symptoms and the possibilities for examining and treating it, and to select or reject medical and non-medical service providers. Patient information is intended to inform about the benefits, risks and undesirable side-effects but also to warn against ineffective, superfluous and harmful measures.

In the industrialised world, cancer is a mass phenomenon and, as a result, information on cancer can be found in a range of media. In addition to printed media such as newspapers, magazines, books, information brochures, mailings and posters, digital formats in media such as the Internet, e-mailings, TV, radio, and the telephone are increasingly being offered and used. The aim of this study is to put into context the usage of these mass media, in particular the Internet formats, by those affected and their relatives, using the example of hormone-dependent cancers such as breast and prostate cancer and hormone-independent cancers such as colon and lung cancer, as found in an oncology practice with three sites in the Cologne area (Bonn, Euskirchen, and Rheinbach).

Material and Methods

During the period 01.11.2013 to 30.11.2013 the information in the mass media in the category Internet available to patients with colon, lung, breast and prostate cancer, and their relatives, was investigated (the "offer"). Usage of the patient information in the mass media, especially the Internet formats, by the affected patients and their relatives, was also analysed (the "demand").

To accomplish this, data from the existing Internet formats was systematically collected for the 4 types of cancer on the one hand and, on the other, those patients currently being treated with infusions – and with their help their relatives – were asked in a written survey about how these sources were used. In a questionnaire carried out by the Bonn-Euskirchen-Rheinbach oncology practice, which provides oncology services for the approx. 250,000 people living in the Cologne-Bonn area, 107 patients suffering from one of the cancers above and actively receiving chemo- or immunotherapy, were asked in a standardised questionnaire about their usage of the media, and in particular about the patient information on the Internet on the 4 cancer types. The user behaviour of the relatives was investigated by asking the patients.

RESULT

- **The Internet Offer**

The patient information on offer in the mass media on colon, lung, breast and prostate cancer was collected from the Internet. Nowadays, the Internet provides a wealth of information on cancer, mainly via the homepages of service providers (doctors primarily working together in organ cancer centres such as colon, lung, breast and prostate centres[1], hospitals[2], and the pharmaceuticals industry[3]). There are also self-help

---

[1] idzb.de/; malteser-lungenzentrum.de/; marien-hospital.com/klinik/brustzentrum/das-team-brustzentrum/; malteser-krankenhaus-bonn.de/01.Patienten/01.02.Fachbereiche_Zentren/Urologie/Prostatazentrum.htm

[2] chi.charite.de/behandlung/krebserkrankungen/darmkrebs/; darmzentrum-bonn.de/Diagnose_Darmkrebs.htm

[3] darmkrebszentrale.de/serviceseite/hilfreiche-adressen-und-links; Hrsg. Roche.

groups[4], independent advisory services[5], survey portals[6] and databases on the Internet with information which the patient can readily understand[7]. Additionally, nearly all the print media are online, or they put their information into the net as a PDF to be downloaded. As well as digitally-written media, video portals such as YouTube (archive retrievals for colon cancer: n=2,180, for lung cancer: n=3,770, for breast cancer: n=7,210, and for prostate cancer: n=1,370) and others[8] are becoming increasingly popular on the Internet as regards patient information on cancer. Even the very latest scientific information is quickly made available in a patient-friendly way by lay people and by those affected as well as by specialists from the medical profession. Users are expressly advised, and rightly so, even by the lay network Wikipedia[9], to check the seriousness of this Internet-based information using their own common sense or by consulting a medical specialist: "Contributions may be wrong and may contain recommendations dangerous to health".

Social media such as Facebook (colon cancer: 10 groups with approx. 200 members, lung cancer: 7 groups with approx. 300 members, breast cancer: more than 20 groups with over 10,000 members, prostate cancer: 0 groups) have very different membership levels depending on the type of tumour. While the non-hormone-dependent tumours (colon and lung cancer) have a modest number of members, the number of members for hormone-dependent breast cancer is high. Only the hormone-dependent prostate cancer patients prefer communicating in closed circles such as self-help groups, whose meeting times are in part published via social networks such as Facebook.

[4] ilco.de;dccv.de
[5] onkologie-aspekte.de
[6] krebsinformation.de
[7] Uptodate.com
[8] Youtube.com;onkologie-aspekte.de
[9] wikipedia.org/wiki/Wikipedia:Hinweis_Gesundheitsthemen

The many service providers do not feature very much in professionally-oriented social media networks (archive retrievals for the key word "colon cancer": XING n=52, LinkedIn n=17, Twitter n=5; "lung cancer": XING n=13, LinkedIn n=9, Twitter n=2; "breast cancer": XING n=171, LinkedIn n=48, Twitter n=9; "prostate cancer": XING n=18, LinkedIn n=13, Twitter n=3). In this respect it is noticeable that the offer for breast cancer is 5-10 times higher in relation to the hormone-independent tumours and also that the reticence of the prostate cancer offerers in the professional social network is comparable to the reticence of prostate cancer patients in the private social network Facebook.

In contrast, discussion fora such as chat rooms provide a frequent and important opportunity for those suffering from cancer to exchange information with other sufferers and with experts.[10] As well as directly exchanging information in the chat room, these question and answer sessions take place via the telephone, on TV or by phone-ins organised by newspapers, and some of these can then be loaded onto the Internet in report form.[11] It is noticeable that the chat room provision offered by those affected and their self-help groups for the hormone-dependent tumours of breast and prostate is greater than the rather basic provision for the hormone-independent tumours of colon and lung.

- **Patient Survey – The Demand for Patient Information on the Internet**

82 patients with non-hormone-dependent colon or lung cancer and 85 with hormone-dependent breast or prostate cancer who were currently receiving chemo-, immuno- or bisphosphonate therapy by infusion –

---

[10] krebs-kompass.org qualimedic.de/alle_sprechstunden.html; krebs-kompass.de/forumdisplay.php?f=21;brustkrebs-forum.com/; forum.prostatakrebs-bps.de/misc.php?do=showrules

[11] bild.de/ratgeber/gesundheit/darmkrebs/live-sprechstunde-mit-krebs-experten-1156 6778.bild.html; extern1.mz-web.de/mz-mec/chatProtocol.do?action=show&topicId=246&12683853 31132; ndr.de/fernsehen/sendungen/visite/chat/chatdarmkrebsvorsorge101.html

which corresponds to 47 % of all patients receiving infusion therapy at the Bonn-Euskirchen-Rheinbach practice – were asked by means of a standardised questionnaire about their usage of the media for information on colon, lung, breast and prostate cancer.

The questionnaires were deliberately given out to be filled in at home so as to include information on media usage by both patients and relatives. 102 patients (61 %) filled in the questionnaire and handed it in, of which 48 had colon or lung cancer and 54 breast (incl. 3 men) or prostate cancer. In total, 56 men (mean age 65, age range 45-78) and 46 women (mean age 63, age range 57-84) filled in the questionnaire. 75 % of these patients were receiving short-term (up to 6 months, time span 1-6 months), 25 % were having long-term treatment lasting longer than 6 months (time span 6-62 months). 82 % had had a job which requires training (an apprenticeship) and 18 % an academic education.

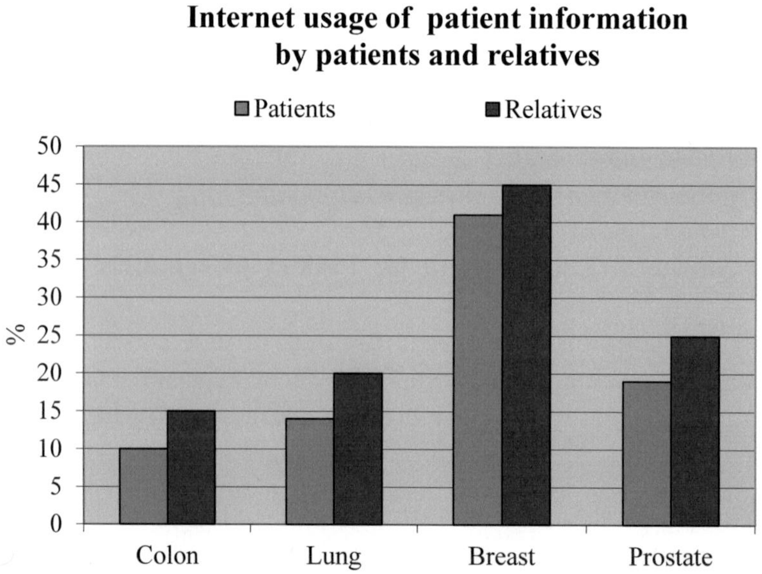

Fig. 1: Usage of patient information on the Internet by patients with colon, lung, breast and prostate cancer, and their relatives

With regard to the usage of information on cancer available in the media there are differences among the 4 types of cancer. Patients with hormone-dependent cancer use the Internet more (breast 41, prostate 19 %) than those with hormone-independent cancer (colon 10, lung 14 %). For hormone-dependent cancers the proportion of relatives using the Internet to access information about the patient's cancer is, at 45 % (breast) and 25 % (prostate), slightly higher than the Internet usage of the patients themselves. A similar trend is seen for the relatives of patients with hormone-independent cancer – 15 (colon) and 20 % (lung).

As regards the various Internet formats used, the patient questionnaire revealed that cancer patients favoured the use of homepages by neutral providers, medical insurance companies, pharmaceutical companies and advice hotlines (colon: lung: breast: prostate in the percentages 75:80:55:60 %).

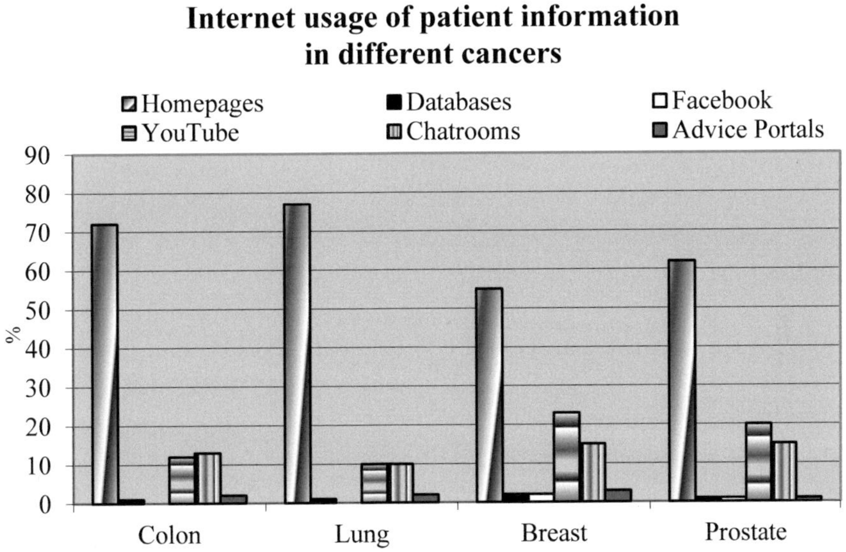

Fig. 2: Questionnaire on the Internet usage of patients with hormone-dependent and hormone-independent cancers.

In the case of the hormone-dependent tumours there was a distinct need to communicate via Internet chat rooms (colon: lung: breast: prostate 12:10:25:20 %). Social networks were used less frequently by patients with hormone-independent tumours (colon/lung) than by breast cancer patients. Prostate cancer patients operated mostly in the closed chat rooms of their self-help groups. Patient information videos on YouTube are becoming more popular (colon: lung: breast: prostate 13:10:15:15 %).

DISCUSSION

The "offer" of patient information on cancer in the mass media is very varied and increasingly comprises – in addition to the still-popular print media such as information brochures, newspapers and magazines – media formats on the Internet and, more rarely, the online databases of the print media.

The patients included in the above survey suffering from cancer and currently undergoing treatment are on average 64 years old and are still relatively cautious as regards these new developments. Nevertheless, some cancer patients use homepages and, increasingly, videos on the Internet and discussion fora. In contrast, the generation of children and grandchildren of the cancer patients used the new online possibilities more than the patients themselves. This applies to all 4 cancer types.

Patients with hormone-independent tumours (colon and lung) used Internet-based formats less than patients with hormone-dependent tumours (breast and prostate). Patients with hormone-dependent tumours – and breast cancer patients more than prostate cancer patients – were more interested in a communicative exchange with other sufferers in discussion fora in chat rooms than in any pre-defined supporting information by a specialist during their therapy.

In the case of hormone-dependent cancers such as breast and prostate and also in the case of hormone-independent forms such as colon and lung, usage of the Internet for patient information is increasingly supplementing physician-supported patient information for patients and relatives.

However, as expected, there is a stronger need for this extra support among the hormone-dependent than among the hormone-independent cancers. Hormone-dependent tumour patients continue to be more interested in a communicative exchange with other sufferers as an extra support for their own illness and as an extension to the professionally-motivated support from physicians and nursing staff.

The above study also shows that the video portal YouTube is, unexpectedly, turning out to be a further significant source of information.

References (Websites/PDF)

- bild.de/ratgeber/gesundheit/darmkrebs/live-sprechstunde-mit-krebs -experten-115 66778.bild.html
- brustkrebs-forum.com/
- chi.charite.de/behandlung/krebserkrankungen/darmkrebs/
- darmkrebszentrale.de/serviceseite/hilfreiche-adressen-und-links; Hrsg. Roche.
- darmzentrum-bonn.de/Diagnose_Darmkrebs.htm
- dccv.de
- extern1.mz-web.de/mz-mec/chatProtocol.do?action=show&topicId =246&12683 85331132
- forum.prostatakrebs-bps.de/misc.php?do=showrules
- idzb.de/
- ilco.de
- krebsinformation.de
- krebs-kompass.de/forumdisplay.php?f=21
- krebs-kompass.org qualimedic.de/alle_sprechstunden.html
- malteser-krankenhaus-bonn.de/01.Patienten/01.02.Fachbereiche_Z entren/Urologie/Prostatazentrum.htm
- malteser-lungenzentrum.de/
- marien-hospital.com/klinik/brustzentrum/das-team-brustzentrum/
- ndr.de/fernsehen/sendungen/visite/chat/chatdarmkrebsvorsorge101. html
- onkologie-aspekte.de
- Uptodate.com
- wikipedia.org/wiki/Wikipedia:Hinweis_Gesundheitsthemen
- Youtube.com